『リカバリーパスポート―統合失調症編―』を使うために

「統合失調症」という病名に対して、
あなたはどのようなイメージを持っていますか。

この『リカバリーパスポート―統合失調症編―』は、
主治医と治療方針を決める手助けのため、
健康を保つため、
サポートしてくれる方々にあなたのことを
もっとよく知ってもらうために作られました。

統合失調症という病気と付き合うことで、
得られるものもたくさんあると思います。

『リカバリーパスポート―統合失調症編―』に
書き込んでいくことが
への道しるべになり、
ま　ナになることでしょう。

JN055493

2019年7月
著者一同

書き込み式のため、ご自分で記載いただくページは、
書き込む前にコピーするか、
他のノートなどに書き写して使ってください。

1

希望のページ

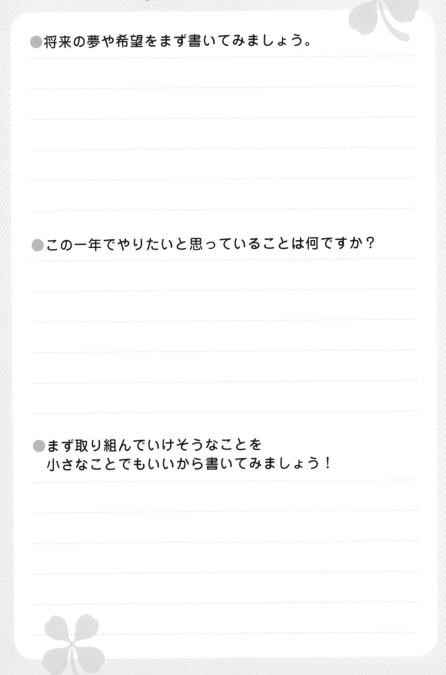

●将来の夢や希望をまず書いてみましょう。

●この一年でやりたいと思っていることは何ですか？

●まず取り組んでいけそうなことを
　小さなことでもいいから書いてみましょう！

リカバリーストーリー
～私の体験～

　私は入院当初、精神病にかかっているという認識がなく、「なんでどこもおかしくないのに入院させられているんだ」と思い、早く退院させてくれと何度も主治医に言っていた記憶があります。

　自分の病状が安定してきたのは、病気のことをよく説明してもらって、病識が付いたからだと思います。またそのことで、テニスのウィンブルドンで優勝するなど自分には不釣り合いな夢を描くことを諦められるようになったことも、良くなった理由になると思います。

　私は統合失調症として、現在の職場で13年近く働いています。

　自分の得意なところを生かしてやりがいのある仕事を任せてもらっていますが、それは最初からそうなのではなくて、長く働き続けられているからです。それがとても大事なのではないかと思います。そのことで病状もさらに良くなり、安定します。

　長く働き続けてこられたのは、できないことはできませんと言える職場であるということ、また、責任を負うことがないこと、そして、周りの人たちが、病気だからということではなく自分に普通に接してくれているということがあります。

　とりあえずは就労支援の形態のなかでも、自分に合うところに出会えれば良いと思います。

　また、福祉の狭い環境のなかにいるだけでなく、積極的に健常者の集まりにも参加していくことで一般の社会が見えてくると思うので、自分もそうしています。病気に閉じこもらず、積極的にいろいろなところへ出て行ってみるといいと思います。

　病状がなかなか良くならない時は長い目で見て、時間が解決してくれる、明日になったら良くなるさと思えば、そのうち自然と良くなっていくものです。焦らず治療していきましょう。

（男性　40歳代）

「みんなにどう話したらいい?」
統合失調症のこと

「統合失調症」って、話しづらいという気持ちは
多くの人が経験しています。
とても悩みますよね。
あなたの辛い体験は病気によるもので
本当は恥ずかしがる必要なんてないんです。
友人や同級生、付き合いたい人に
自分の病気のことを伝えるかどうかは迷いますよね。
伝える場合にもタイミングやどうやって説明するかは、
よく考えなければいけません。
一人で考えても困ってしまうことが多いと思います。

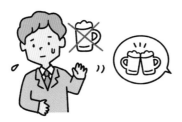

友人からの飲み会の誘い

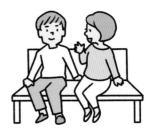

付き合いたい人がいる

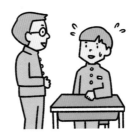

同級生にはどう言ったら

悩んだ時は、
主治医など専門家に
相談してみましょう

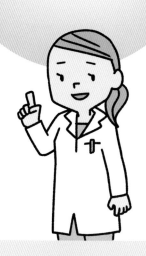

第 **1** 章

統合失調症のことを
よく知ろう

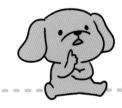

症状がおこるしくみは？
――ドパミン仮説

統合失調症は、脳の神経のはたらきがうまくいかなくなることでおきる病気だと考えられています。

神経細胞同士の情報伝達を行う神経伝達物質のはたらきにより複雑な脳機能が実行されますが、統合失調症ではとくに神経伝達物質の一つであるドパミンの異常によって症状が引きおこされるという説があります。

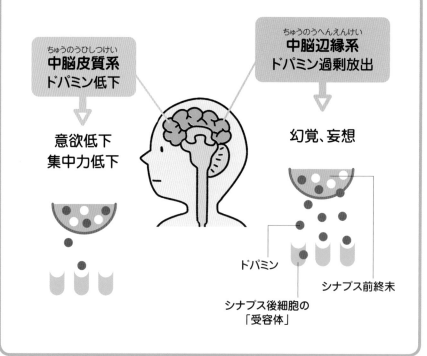

ちゅうのうひしつけい
中脳皮質系
ドパミン低下

意欲低下
集中力低下

ちゅうのうへんえんけい
中脳辺縁系
ドパミン過剰放出

幻覚、妄想

ドパミン

シナプス前終末

シナプス後細胞の
「受容体」

統合失調症とは
どんな病気？

脳の神経のはたらきがうまくいかなくなることで
おきる病気だと考えられています。

*

世界のどこでも
100人に1人弱（約1％）がなる病気です。

*

生まれ持った体質やストレス、人生の出来事など、
様々な要因が複雑にからみあうことで発症します。

*

早期発見や早期治療、薬物療法と
本人・家族の協力の組み合わせ、
再発予防のための治療の継続が大切です。

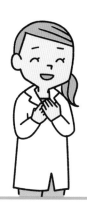

どんな症状が出るの？

□ に自分に今あてはまるものに○、
今はなくても以前にあったものには△を入れてみましょう。

▶ **初期には**、以下のような〝経験〟をするがことあります。
どんな症状がありますか？

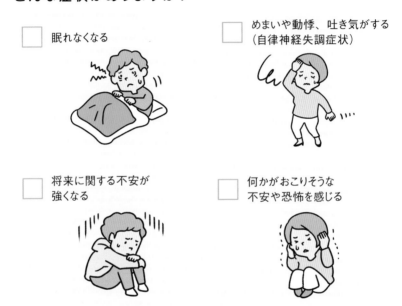

- □ 眠れなくなる
- □ めまいや動悸、吐き気がする（自律神経失調症状）
- □ 将来に関する不安が強くなる
- □ 何かがおこりそうな不安や恐怖を感じる

▶ **脳の神経が過剰に活動した状態**になり、幻覚や妄想が出現します。どんな症状がありますか？

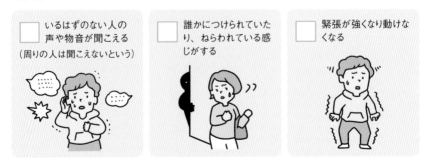

- □ いるはずのない人の声や物音が聞こえる（周りの人は聞こえないという）
- □ 誰かにつけられていたり、ねらわれている感じがする
- □ 緊張が強くなり動けなくなる

□ イライラする
　じっとしていられない

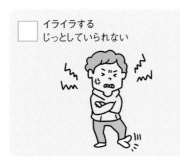

□ 集中できない、
　考えをまとめられない

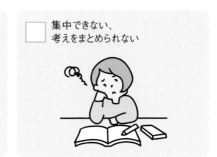

▶ **脳の神経の活動低下によって**、生活面の変化が引きおこされます。どんな症状がありますか?

□ 会話がはずまない
　人と話すのが苦手になる

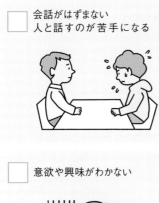

□ 身だしなみを気にしなくなる

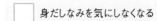
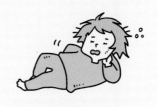

□ 意欲や興味がわかない

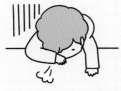

□ 気分の変化が少なくなる
　(喜怒哀楽の感情の変化が少なくなる)

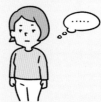

□ 人との交流を避け、ひきこもる

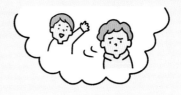

リカバリー（回復）の過程

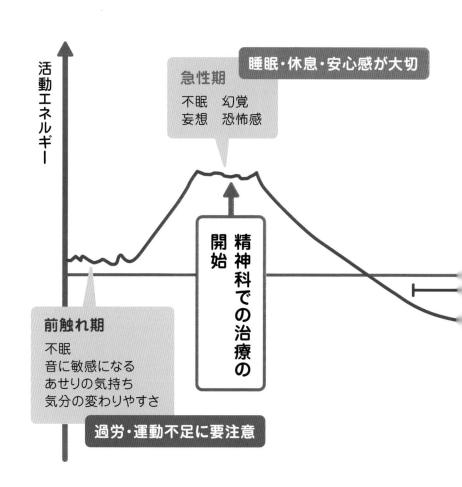

活動エネルギー

睡眠・休息・安心感が大切

急性期

不眠　幻覚
妄想　恐怖感

精神科での治療の開始

前触れ期

不眠
音に敏感になる
あせりの気持ち
気分の変わりやすさ

過労・運動不足に要注意

数力月単位の休息
就寝時間は規則正しく
あせらず無理をせず

消耗期（休息期）

眠気が強い
体がだるい
ひきこもり
意欲が出ない
やる気が出ない
自信が持てない

楽しみながらの
リハビリテーション
体力づくりも大事

回復期

ゆとりが出てくる
周囲への関心の増加

時間

グラフ掲載
ぜんかれん『じょうずな対処・今日から明日へ』2005、P17を一部改変

私の歴史

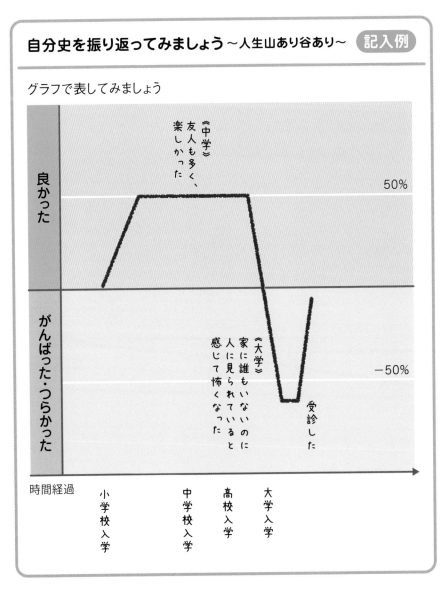

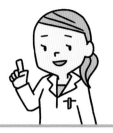

いつごろ、どのように病気との
付き合いがはじまったか振り返って
グラフに記入してみましょう

自分史を振り返ってみましょう ～人生山あり谷あり～

グラフで表してみましょう

良かった	
	50%
がんばった・つらかった	−50%

時間経過

通院・入院歴

＊書くスペースが足りなければコピーして記入してください

今まで通院（入院）したことのある病院（クリニック）を書きとめておきましょう。

病院(クリニック)の名前	通院入院	かかった期間			備 考
	□通院 □入院	年	月	日から 日まで	
	□通院 □入院	年	月	日から 日まで	
	□通院 □入院	年	月	日から 日まで	
	□通院 □入院	年	月	日から 日まで	
	□通院 □入院	年	月	日から 日まで	
	□通院 □入院	年	月	日から 日まで	

他に治療中の疾患（しっかん）があれば、記録しておきましょう。

疾患名	発症時期	現在の状況
		経過観察・治療中・治癒（ちゆ）
		経過観察・治療中・治癒（ちゆ）
		経過観察・治療中・治癒（ちゆ）
		経過観察・治療中・治癒（ちゆ）
		経過観察・治療中・治癒（ちゆ）

心理検査の記録

＊書くスペースが足りなければコピーして記入してください

**心理検査でこころのすべてがわかるわけではなく、
検査の結果だけで精神疾患と決めつけることはありません。**

・治療をより効果的に進め、適切な支援を共に考えるためのツールです。
・心理検査の内容は、主治医の指示によって決まります。
・複数の心理検査を組み合わせることもあり、複数日にわたって心理検査を
　実施する場合もあります。
・期間をあけて再度同じ心理検査を実施して、経過をみていくこともあります。
・自分の得意・不得意な部分、性格傾向、考え方のクセ・特徴を知ることが
　でき、今後の生活や治療の参考になります。

心理検査受検歴　あなたがこれまで受けた心理検査について書きとめましょう。

心理検査名・検査内容	受検日			実施施設・担当心理士
□WAIS（ウェイス）・知的機能・発達	年	月	日	
□SCT（エスシーティー）・性格特徴	年	月	日	
□MMPI（エムエムピーアイ）・性格特徴	年	月	日	
□バウムテスト・性格特徴	年	月	日	
□ロールシャッハ・テスト・性格特徴	年	月	日	
□BACS−J（バックス）・認知機能	年	月	日	
□WCST（ウィスコンシン）・認知機能	年	月	日	
□BADS（バッズ）・認知機能	年	月	日	
□WMS（メモリースケール）・認知機能	年	月	日	
□	年	月	日	

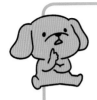

統合失調症の治療法

薬物療法

(⇒P20〜P29も参考にしてください)

統合失調症の治療は
まず薬物療法を続けることが基本です。

薬物療法によって症状を減らすことができます。

薬をやめた理由 TOP3

1．副作用が気になったから、つらかったから

2．薬にたよらず自分で治したいと思ったから

3．薬を飲むことに対して納得していなかったから

NPO法人地域精神保健福祉機構（コンボ）　2010年調査より

精神療法・認知行動療法

症状についての理解を深め、対処法を身につけていく治療です。

リハビリテーション

薬物療法の他には次のような治療があり、
心理面でのサポートは、
統合失調症という病気と向き合う上で大いに役立ちます。

▶ **認知矯正療法（NEAR）**

認知機能を改善する認知リハビリテーションです。

（⇒P30も参考にしてください）

▶ **社会認知ならびに対人関係のトレーニング（SCIT）**

対人関係をより良くするために集団で行うトレーニングです。

（⇒P31も参考にしてください）

▶ **社会生活技能訓練（SST）**

社会生活で必要なスキルを習得するためのトレーニングです。

（⇒P32も参考にしてください）

▶ **作業療法（OT）**

日常生活に関わる様々な技術を、作業を通じて訓練する
リハビリテーションです。　　　　　（⇒P32も参考にしてください）

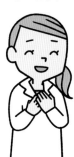

統合失調症は様々な治療を組み合わせて、
社会機能や主観的満足感の回復を目指します。
症状を悪化させないように
治療を続けることが大切です。

薬物療法について知ろう

どうして薬は必要なのでしょうか?

睡眠不足、気疲れ、身体の疲れなどのストレスが蓄積された時

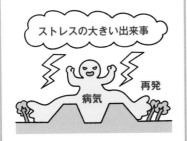

もしも薬を飲み続けていないと、症状の悪化や再発（洪水）を招きます。

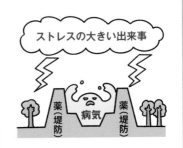

薬を飲み続けていれば、良い状態を維持し再発（洪水）を予防してくれます。

あなたに合った、長く飲み続けることができる薬を
話し合いながら一緒に見つけていきましょう。
症状が減ったり、なくなった後も飲み続けることが大切です。

薬を長く飲んでも大丈夫なの？

薬は長期的に服用しても安全であることが確認されています。
なお、妊娠を希望される方は主治医とよく相談してください。

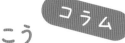
知っておこう コラム

再発について

全く症状がなくなったあとも、残念なことに再発することがあります。
再発を繰り返すと薬物療法が効きにくくなり、
治療による症状の改善に時間が長くかかることが
過去の調査で報告されています。

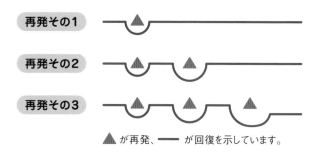

再発その1
再発その2
再発その3

▲ が再発、━━ が回復を示しています。

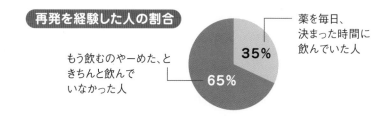

再発を経験した人の割合

薬を毎日、
決まった時間に
飲んでいた人
35%

もう飲むのやーめた、と
きちんと飲んで
いなかった人
65%

注意！ 薬を飲み続けるのは大変ですが…

再発は治療をやめてすぐにおこらないことも多く、
半年〜1年くらい後になって再発することがあります。
薬をやめてから3カ月くらいは調子が良いと感じることが多いため
「自分は大丈夫だ」と思い込みやすいので注意しましょう。

治療に使用される薬

抗精神病薬

脳の神経の興奮をしずめたり、
働きを調整します。
錠剤や粉薬の他に水無しで飲
める口腔内崩壊錠や内用液な
どのタイプもあります。

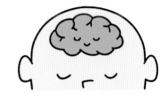

抗不安薬・気分調整薬

不安や緊張をやわらげます。
気分調整薬は、もともとは躁
うつ病の薬ですが、この薬に
は気分の波を小さくする効果
があります。

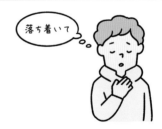

落ち着いて

睡眠導入

夜眠れるようにして、脳の神経
を十分に休めるようにします。

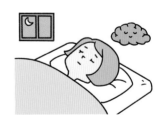

※薬剤師の説明を聞き、薬の説明書やお薬手帳をよく読みましょう。

抗精神病薬　①非定型抗精神病薬

分類	一般名 （主な商品名）	期待される 効果	それぞれの特徴					
			錐体 外路 症状	高プロ ラクチン 血症	体重 増加	のどの かわき・ 便秘	立ち くらみ	眠気・ だるさ
SDA	リスペリドン （リスパダール）	幻覚・妄想 を 軽くする 気持ち を 落ちつける 抑うつ 気分を 軽くする 眠れる ように なる	★	★ ★ ★	★ ★		★	★
	パリペリドン （インヴェガ）		★	★ ★ ★	★ ★			★
	ペロスピロン （ルーラン）			★	★	★		★
DSA	ブロナンセリン （ロナセン）		★ ★	★				
MARTA	クロザピン （クロザリル）				★ ★ ★	★ ★	★	★ ★ ★
	オランザピン （ジプレキサ）				★ ★ ★	★		★
	クエチアピン （セロクエル）				★ ★		★	★ ★
	アセナピン （シクレスト）		★	★	★		★	★
DSS	アリピプラ ゾール（エビ リファイ）		☆					
SDAM	ブレクスピプラ ゾール（レキサ ルティ）		☆					

★が多いと比較的おきやすいと言われています（☆は主にアカシジア）。
（浦部晶夫、島田和幸、川合眞一編集；今日の治療薬2019, P840, 南山堂, 東京, 2019.
Taylor,et al:Table 1.8 Relative advere effects of antipsychotic drugs,P39,The Maudsley Prescribeing
Guidelines in Psychiatry 13TH EDITION,WILEY Blackwell,2018.を引用改変）

②定型抗精神病薬（代表的なもの）

一般名	主な商品名
クロルプロマジン	ウインタミン・コントミン
レボメプロマジン	ヒルナミン・レボトミン
ハロペリドール	セレネース
ゾテピン	ロドピン

＊定型抗精神病薬は歴史が長く、効果はありますが、
　非定型抗精神病薬より副作用が出やすいとされています。

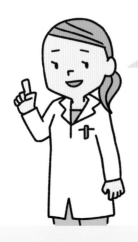

定型抗精神病薬、非定型抗精神病薬の中でも、それぞれ薬によって副作用の出やすさは異なります。副作用チェックリストを活用してより飲みやすい薬を探していきましょう

③持効性注射製剤（デポ剤）

一般名	商品名	持続期間
ハロペリドール	ネオペリドール注 ハロマンス注	4週間
フルフェナジン	フルデカシン筋注	4週間
リスペリドン	リスパダールコンスタ筋注用	2週間
パリペリドン	ゼプリオン水懸筋注	4週間
アリピプラゾール	エビリファイ持続性水懸筋注用	4週間

＊打ち始めの時には、注射の頻度がちがう場合があります。
＊デポ剤に加えて、内服薬も必要な場合があります。

一定の期間、内服薬で治療を続け、治療効果と副作用がないことを確認出来た上であれば、2週から4週に1回注射を打つことで、薬の効果がその間続く持効性注射製剤を選択できる場合もあり、飲み忘れによる再発予防に役立ちます

気をつけておきたい 薬の副作用

悪性症候群

・熱が出る　　・意識障害　　・筋硬直

抗コリン作用

・のどがかわく　　・便秘する　　・尿の出が悪い

高プロラクチン血症

・月経が不規則になる　　・乳汁が出る
・性欲がない　　　　　　・勃起、射精がうまくいかない

体重増加

・食欲が異常に亢進する

錐体外路症状

・アカシジア：じっとしていられない、そわそわする
・手がふるえる　　・歩行や身体の動きがにぶくなる
・飲み込みにくい　・よだれが多くなる
・ろれつが回らない　・筋肉がこわばる

眠たくなる

これらの症状の中には、薬とは別に、身体の問題でおこるものや精神的な原因でおこるものとまぎらわしいものがあります。
このような症状が現れたら、自己判断せず、まずは主治医に相談しましょう。

●抗精神病薬の副作用チェックリスト

あなたがいま飲んでいる薬で気になっていることをチェックしてみましょう。

	副作用	ない	がまんできる	がまんできない
錐体外路症状	足がむずむずする・落ち着かない	☐	☐	☐
	手や足がふるえる	☐	☐	☐
	筋肉がつっぱったり、こわばる	☐	☐	☐
	眼球が上に引っぱられる・舌がつき出る	☐	☐	☐
	よだれがたれる	☐	☐	☐
	歩くのが遅い・歩幅が小さい	☐	☐	☐
	動作が鈍い	☐	☐	☐
	口や手足が勝手に動く	☐	☐	☐
	舌が回らず話しにくい	☐	☐	☐
	食べ物が飲み込みにくい	☐	☐	☐
昼間の眠気・ぼーっとする		☐	☐	☐
朝、おきづらい		☐	☐	☐
眠れない（不眠）		☐	☐	☐
食欲が増した		☐	☐	☐
体重がふえた		☐	☐	☐
高プロラクチン血症	乳汁が出る	☐	☐	☐
	月経が不順になった	☐	☐	☐
	性欲がわかない	☐	☐	☐
のどがかわく		☐	☐	☐
立ちくらみがする		☐	☐	☐
その他		☐	☐	☐

●いままで飲んでいた薬の記録

試したけれど今は飲んでいない薬について記録しておきましょう。

薬剤名	最大使用量	使用期間	飲み心地
		年　　月　　日から 年　　月　　日まで	☐ 効果はあった ☐ 効果はなかった ☐ 症状が悪くなった ☐ 副作用が出た
		年　　月　　日から 年　　月　　日まで	☐ 効果はあった ☐ 効果はなかった ☐ 症状が悪くなった ☐ 副作用が出た
		年　　月　　日から 年　　月　　日まで	☐ 効果はあった ☐ 効果はなかった ☐ 症状が悪くなった ☐ 副作用が出た
		年　　月　　日から 年　　月　　日まで	☐ 効果はあった ☐ 効果はなかった ☐ 症状が悪くなった ☐ 副作用が出た
		年　　月　　日から 年　　月　　日まで	☐ 効果はあった ☐ 効果はなかった ☐ 症状が悪くなった ☐ 副作用が出た
		年　　月　　日から 年　　月　　日まで	☐ 効果はあった ☐ 効果はなかった ☐ 症状が悪くなった ☐ 副作用が出た
		年　　月　　日から 年　　月　　日まで	☐ 効果はあった ☐ 効果はなかった ☐ 症状が悪くなった ☐ 副作用が出た
		年　　月　　日から 年　　月　　日まで	☐ 効果はあった ☐ 効果はなかった ☐ 症状が悪くなった ☐ 副作用が出た
		年　　月　　日から 年　　月　　日まで	☐ 効果はあった ☐ 効果はなかった ☐ 症状が悪くなった ☐ 副作用が出た

薬剤名	最大使用量	使用期間		飲み心地
		年　　月　　日から	年　　月　　日まで	☐ 効果はあった ☐ 効果はなかった ☐ 症状が悪くなった ☐ 副作用が出た
		年　　月　　日から	年　　月　　日まで	☐ 効果はあった ☐ 効果はなかった ☐ 症状が悪くなった ☐ 副作用が出た
		年　　月　　日から	年　　月　　日まで	☐ 効果はあった ☐ 効果はなかった ☐ 症状が悪くなった ☐ 副作用が出た
		年　　月　　日から	年　　月　　日まで	☐ 効果はあった ☐ 効果はなかった ☐ 症状が悪くなった ☐ 副作用が出た
		年　　月　　日から	年　　月　　日まで	☐ 効果はあった ☐ 効果はなかった ☐ 症状が悪くなった ☐ 副作用が出た
		年　　月　　日から	年　　月　　日まで	☐ 効果はあった ☐ 効果はなかった ☐ 症状が悪くなった ☐ 副作用が出た
		年　　月　　日から	年　　月　　日まで	☐ 効果はあった ☐ 効果はなかった ☐ 症状が悪くなった ☐ 副作用が出た
		年　　月　　日から	年　　月　　日まで	☐ 効果はあった ☐ 効果はなかった ☐ 症状が悪くなった ☐ 副作用が出た
		年　　月　　日から	年　　月　　日まで	☐ 効果はあった ☐ 効果はなかった ☐ 症状が悪くなった ☐ 副作用が出た

リハビリテーションについて知ろう

神経認知をきたえよう！

記憶：「忘れっぽい」
注意：「集中しづらい」、「一度に複数のことをするのが苦手」
問題解決：「優先順位がつけられない」、「柔軟な対応が苦手」

仕事、学校、家事、日常生活に大きな影響

認知矯正療法（NEAR）

▶**コンピュータゲームセッション**
（週に2回・約60分/回）

レストランで来客にメニューを渡し、
注文をとり、
料理を時間内に運び、
請求書をテーブルに置く
⇒**注意配分、問題解決**

▶**グループセッション**
（週に1回・約45分/回）

・コンピュータゲームセッション
　から実生活場面へ橋渡し

他のリハビリテーションと組み合わせることで,
仕事、学校、家事、日常生活のレベルが向上します。

利用者の声

バイトの仕事内容を
覚えるコツが
わかりました！

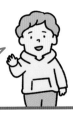

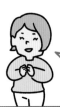

言われたことを
忘れないように
なりました！

社会認知をきたえよう!

感情知覚:「表情が読めない」
原因帰属:「メールの返事がないと、嫌がらせをされていると感じる」
こころの理論:「相手の気持ちや考えがわからない」

対人関係に大きな影響

社会認知ならびに対人関係のトレーニング(SCIT)

▶ **統合失調症の社会認知と対人関係のトレーニング**
（週に1回・約60分/回）

・対人関係をより良くするためのトレーニング
・写真やビデオを見たり、ゲームをしたり、お互いの体験を共有する
・感情についての理解、表情を読む
・結論へ飛びつかず、じっくり考える
・対人関係で何がおきているかを理解する
・推測より事実から結論を導く

実生活の中で応用していく方法を身につけます!

利用者の声

母親との
ケンカが
減りました!

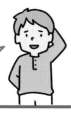

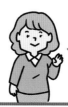

結論を出す前に
周りに確認するよ
うになりました!

社会生活技能をきたえよう！

社会生活技能訓練（SST）

▶日常生活の様々な場面を想定し、必要な知識や対処の
仕方を学び、ロールプレイを通して適切な行動を訓練する
プログラムです。

日常生活場面での
知識・対処法を学習　　ロールプレイで練習

作業療法（OT／Occupational Therapy）

▶作業療法（OT）は、基本能力（心身機能）、応用能力
（家事などの日常生活技能）、社会生活適応能力
（地域活動への参加・就労就学の準備）の維持・改善を
目的に行われるリハビリテーションです。

（日本作業療法士協会（INFORMATION　BOOK1）より

様々な作業活動（手工芸、リラクゼーション、フィットネス、
調理、就労準備訓練など）や集団（ミーティングや協同作
業）を活用し、その人らしい生活の獲得へ向け、具体的な
指導や援助を行う治療です。

・心身機能の回復・リラクゼーションなどのストレス対処法
・日常生活に必要な活動の練習・就労などへ向けた練習
・集団を用いたコミュニケーションの練習

近年、作業療法で認知リハビリテー
ションを取り入れている施設も増え
てきています。

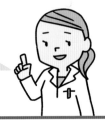

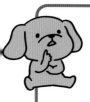

生活のひと工夫について知ろう

　薬を飲む、精神療法を受けるなど、治療そのものも大切ですが、生活リズムや食事、運動なども同じくらい大切です。ここでは、食事、睡眠、リラクゼーションなど、生活に役立てて頂きたいポイントについてお伝えします。

　眠れない方は睡眠薬が処方されていると思いますが、寝る時間がバラバラだったり、昼夜逆転だったりすると、生活リズムが乱れてしまい、薬の効果が十分出ないことが心配されます。一度生活リズムが乱れると、立て直すのが大変ですので、なるべく決まった時間に寝るようにしましょう。身体をリラックスさせることも、気分転換やよりよい睡眠に繋がるので大切です。

　食事については、薬の中には食欲が増してしまう副作用が出るものもありますので、知らず知らずのうちに体重が増えてしまったり、脂質異常症になったり、血糖値が上がることがあります。食欲が抑えられず辛い時は主治医に相談しましょう。自分でコントロールできるなら、野菜を中心にした食事内容にしたり、ゆっくり噛んで食事したりすると、体重が維持しやすくなります。

　次のページからのポイントを参考に、今日からできそうなものはトライしてみましょう。

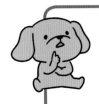

栄養〈食事〉について

- -

統合失調症などの精神疾患患者は、
糖尿病、心筋梗塞、メタボリック症候群などの生活習慣病を
併発しやすいことが知られています。
長期的に不規則な生活習慣（食習慣も含む）を継続することにより、
食事・運動・睡眠などが影響を受け、
生活習慣病を併発しやすくなるようです。
また、不規則な生活習慣の他、抗精神病薬の副作用など
が影響していることも知られています。
生活習慣の異常を早期に発見し、生活リズムを整えて
いきましょう。

栄養のバランス

食事で大切なのは、すべての栄養素をバランスよく、
３食とることです。
主食・主菜・副菜の組み合わせ（一汁三菜）が基本になります。

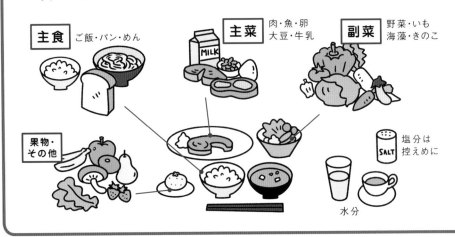

こんな食生活になっていませんか

● 統合失調症患者に多い食生活

- ・食べすぎ
- ・偏食
- ・手軽な食事
- ・お菓子の食べすぎ

- ・飲み物の飲みすぎ
- ・不規則な食生活
- ・健康食品の使いすぎ
- ・早食い

● 疾患的な要因

うつ症状、活動量の低下、身体症状、薬の副作用　等

栄養的にバランスの悪い（偏った）食事をしていると どうなるでしょう?

- ・塩分の多い食事をしている ➡ **高血圧**

- ・肉・魚が多すぎる ➡ **脂質異常症や高尿酸血症・痛風**

- ・肉・魚が少なすぎる ➡ **貧血・栄養不足**

- ・野菜や果物の少ない食事を している ➡ **便秘や肌荒れ・ビタミン不足**

- ・カロリーのとり過ぎ ➡ **肥満や高血圧・糖尿病・心臓病など**

- ・カルシウムが足りない ➡ **骨粗鬆症**

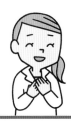

自分の食事を見直してみましょう
食事はバランスが大切!
そろってる??　主食・主菜・副菜!!

睡眠について

記憶の整理、疲労回復をするために、睡眠は、非常に大切です。
生活リズムを整えることは生活の充実につながります。
統合失調症では不眠は病状悪化につながりやすいので要注意です。

「昼間に眠気がある」、
「熟睡した気がしない」 が不眠のサインです。

何時間寝たから良いというものではありません。
逆に、何時間寝ないといけないと
いうものでもありません。

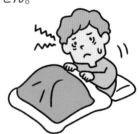

睡眠について主治医に相談していますか?

・睡眠薬を増やせば良いというものではありません。

・日中の活動を増やすことがとても重要です。

・抗精神病薬により、昼間に眠くなるのは、とても不便です
　が、症状のコントロールに影響するので薬の調整について
　は自分で判断しないで、主治医と話し合うことが必要です。

・セルフモニタリングシートなどを活用して睡眠の状況を記録
　し、夜眠れなかったらどうするか、薬の量をどうするか主治
　医とよく相談しましょう。

睡眠をじゃまする 5つの習慣

他にもこんなことが睡眠をじゃまします。当てはまる人は控えましょう！

☐ 1時間以上の昼寝・夕方以降の昼寝

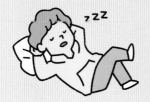

☐ 寝る前のPC・スマホ

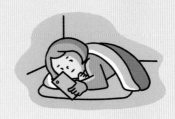

☐ 寝酒

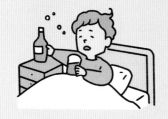

☐ タバコ

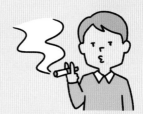

☐ カフェインを多く含む飲料
（コーヒー、緑茶、栄養ドリンクなど）

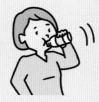

まずは日中に活動を増やすことが重要。
不眠については主治医とよく相談を！

ストレスについて
知っておこう

ストレスは誰にでもあります。

精神的なことでは…

人間関係、日常生活での失敗、緊張する場面　など

こんな状態が続くとネガティブなことが頭を離れなくなってしまう事も…
意外に知られていませんが、
ストレスがかかると身体にも反応がでます。

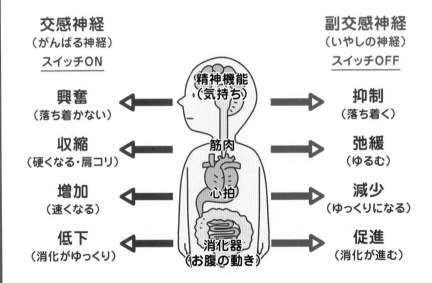

ストレスがかかると交感神経が働き、脳が興奮し落ち着かなくなったり、身体的ストレス反応として、不眠、めまいがおきたり、首や肩が凝ったりします。放っておくと体調を崩してしまうため、モニタリング（自分の調子をチェック）が大切！

こころも身体も休めていない状態（スイッチON）を放っておくと…
不具合（不眠など）がおきてしまいます。

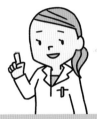

心身を休ませる（スイッチOFF）のに
有効な方法が…
リラクゼーションです。

リラクゼーションを効果的に行うポイント

1. **呼吸は止めない**
   ため息をつくように吐くことを意識

2. **目をつぶる**
   よけいな刺激をシャットダウン

3. **がんばりすぎない**
   がんばりすぎると交感神経がONに！

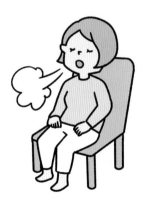

ポイント

「気持ちいいなぁ」「心地いいなぁ」と感じることが大切です！
呼吸は止めずに、楽な呼吸で。

リラックスするための運動

- -

首周りのリラックス

1. 力を抜いて楽な姿勢で
   軽く目を閉じる

2. 自分の好きな方向から、
   20秒程度かけゆっくりと
   首を一周回す。
   反対方向も同じように。

＊ゆったりと楽に5回繰り返す

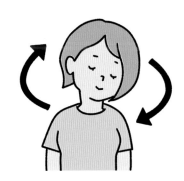

肩周りのリラックス

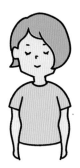
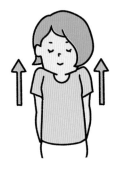
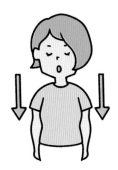

1. 力を抜いて
   楽な姿勢で
   軽く目を閉じる

2. 鼻から息を
   吸いながら、
   両肩を耳へ
   近づけるよう
   すぼめる

3. 口から息を
   吐きながら、
   脱力し
   肩をストンと
   おろす

呼吸法

1. 力を抜いて楽な姿勢で軽く目を閉じる

2. 肺に溜まった空気をゆっくり口から吐き出す

3. 3秒程度かけ、ゆっくりと鼻から息を吸う

4. ろうそくの火を消すように5秒程度かけゆっくりと
   口から息を吐く

3.　　　　　　　　　　　　　　　4.

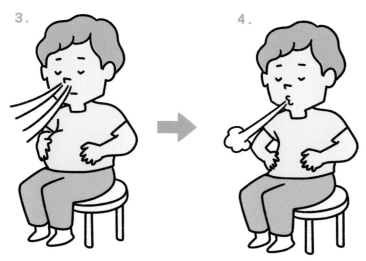

＊鼻から吸いながら　　　　　　　＊口からゆっくり息を吐きながら
　軽くお腹をふくらませる　　　　　お腹をへこます

第 **2** 章

身体とこころの
SOSサインを
キャッチしよう

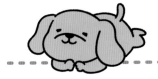

書き込み式のため、書き込む前にコピーしてお使いください
（モニタリングシートをA4にコピーしたい時は115％で拡大してご利用ください）

自分の調子を自分で観察・把握するセルフモニタリング

身体もこころもＳＯＳサインは同じ。
その変化を早めに発見して対処することで、回復もすみやかに。
そのためには普段からのセルフモニタリングが重要です。

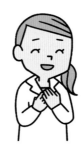

次ページ以降に紹介されているモニタリング①か②の、
いずれかのモニタリングシートを選んで毎日記録しましょう。

つけたシートは主治医や看護師さんに見せて、
診察・治療に役立てましょう。
病状をより正確に伝えることができます。
一人だけで継続することは困難も多いです。
訪問看護やデイケア、就労支援などを利用されている場合には、
各スタッフに定期的にモニタリングシートを見せて
共有することをお勧めします。

＊書き込み式のため、書き込む前にコピーしてお使いください
（モニタリングシートをA4にコピーしたい時は115％で拡大してご利用ください）

身体とこころの SOSサイン

ストレスが高まると、誰でも、身体やこころの変調をきたします。
統合失調症の再発の数日〜数週間前にも身体やこころの変調が
現れます。
身体やこころの変調は、SOSサインです。
早めに気づくことで、より健康的な生活を送れます。
また、再発を防ぐ手立てをとることができます！

身体やこころのSOSサインは自分で気づきにくいものもあります。
周りの人とも相談しながら、SOSサインを見つけてみましょう。

●人によってサインは違いますが、代表的なサインをご紹介します。
当てはまるものはあるでしょうか？

やる気が出ない	ささいなことでイライラ	疑い深くなる	ネガティブな考えが浮かぶ
心配事が頭から離れない	何かに集中することが難しい	周囲の環境に奇妙な違和感	身体が重く感じる
食欲が出ない	外見、服装に無関心	眠りが浅くて朝すっきりおきられない	部屋から出ない
言い争いが増える	仕事のミスが増える	耳鳴り	不安

シートに記入しましょう

＊シートは①か②のどちらか自分のやりやすい方を選んでください。

- -

● セルフモニタリングシート① 記入例

下記の記入方法をよく読んで自分のモニタリングシートを作りましょう。
P45を参考に、自分のSOSサインを見つけて記入しましょう。
モニタリング項目を時間や記号、パーセントで表して記入しましょう。

項目	（ ● ）月 （ × ）日	（ ● ）月 （ × ）日	（ ● ）月 （ × ）日	（ ）月 （ ）日	（ ）月 （ ）日	（ ）月 （ ）日	（ ）月 （ ）日
睡眠	3時間	4時間	9時間				
食欲							
身体の だるさ	○	△	×				
焦り （％）	80％	40％	0％				
幻聴 （％）							
楽しい （％）							

> 項目によって、自分が
> チェックしやすい記入方法を
> とり入れてください。

> 夕食後など
> 記入する時間を決めて
> 習慣にすると良いですよ。

●セルフモニタリングシート①

記入する前にこのページをコピーしてください。
1週間でシート1枚です。毎日記入しましょう。

項目	( )月 ( )日	( )月 ( )日	( )月 ( )日	( )月 ( )日	( )月 ( )日	( )月 ( )日	( )月 ( )日

●セルフモニタリングシート② 記入例

下記の記入方法をよく読んで自分のモニタリングを作りましょう。

● 身体が重い感じ	
▲ イライラする感じ	P45を参考に 自分のSOSサインを 見つけて記入しましょう。 色やマークを変えると わかりやすいです。
× 音への敏感さ	

それぞれのSOSサインをパーセント（％）で表します。
夕食後など記入する時間を決めて習慣にすると良いですよ。

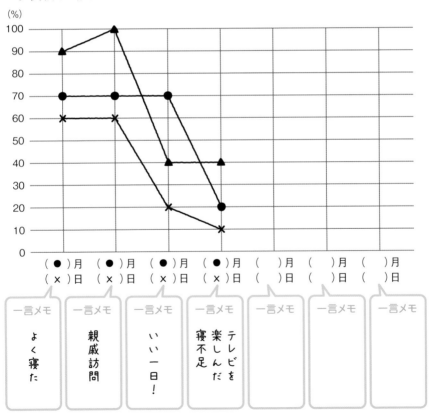

●セルフモニタリングシート②

記入する前にこのページをコピーしてください。
1週間でシート1枚です。毎日記入しましょう。

(%)

| 100 |
| 90 |
| 80 |
| 70 |
| 60 |
| 50 |
| 40 |
| 30 |
| 20 |
| 10 |
| 0 |

（　　）月　（　　）月　（　　）月　（　　）月　（　　）月　（　　）月　（　　）月
（　　）日　（　　）日　（　　）日　（　　）日　（　　）日　（　　）日　（　　）日

一言メモ　一言メモ　一言メモ　一言メモ　一言メモ　一言メモ　一言メモ

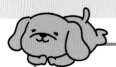

ストレスが高まったり、つらい状況の時のために自分のお守りプランを作ろう

1. 自分ができることをまずみつけよう

ストレスが高まったり、つらい状況の時に、自分の気持ちを改善できるかもしれない方法をあらかじめ知っておくと、すぐにその方法を活用することができます。
良さそうなものに○、ダメそうなものに✕、わからないものに△のしるしをつけてみましょう。

身 体
- ☐ 深呼吸をする
- ☐ 身体を動かす（散歩）
- ☐ 寝る
- ☐ 温かい飲み物を飲む

楽しみ
- ☐ カラオケに行く
- ☐ 空を見上げる
- ☐ 折り紙をする
- ☐ 本を読む

だれかと一緒に
- ☐ お話しする
- ☐ そばにいる
- ☐ マッサージしてもらう

ここちよい
- ☐ 部屋をきれいにする
- ☐ 音楽を流す
- ☐ アロマを使う
- ☐ 耳栓・アイマスクをする

左記の空欄には、自分ならこの方法！というものも追加で記載してみてください。

- P39〜41のリラクゼーションも、実際に練習してみて、自分に合っていれば、ぜひ「自分ができること」に取り入れてください。
- 左記表に△をつけた項目は、何度か試してみることをお勧めします。体験してみることで、自分に合うかどうかがわかります。
- なかなか見つからない方は、家族や友人、信頼できる人に相談してみましょう。

2. 信頼できる方と一緒にお守りプランを作ろう

あなたが信頼できる方はどなたですか？
信頼できる方と一緒にお守りプランを作ることをお勧めします。

ポイント1　自分の調子は、赤信号それとも黄色信号？

自分の調子が悪い時を、黄色信号（ピンチ）、赤信号（大ピンチ）の2段階に分けて作ります。
最初に赤信号から考えると作りやすいです。
赤信号は、今までで最悪の状態をイメージして作ってみてください。

ポイント2　不調や再発を周りの人に気づいてもらう
（周りの人がわかるサイン）

不調や再発は、自分では気づきにくい場合もあります。
ご家族やあなたの信頼できる人に「周りの人がわかるサイン」を確認して記載してみましょう。

ポイント3　お守りプランの活用方法

自分の調子は2段階のどこか確認してプランに沿った対処をしていきます。
お守りプランは家族や支援者、主治医などにコピーを渡して十分みんなで共有しておきましょう。

※P52とP53の関連図やP54とP56の見本を参考にしながら
　お守りプランを作ってみましょう！

「モニタリングシート」を「お守りプラン」に活用しよう

▶ モニタリングシート①

項目	●月 (●)月 (×)日	(●)月 (×)日	(●)月 (×)日	( )月 ( )日	( )月 ( )日	( )月 ( )日	( )月 ( )日
睡眠	3 時間	4 時間	9 時間				
食欲							
身体の だるさ	○	△	×				
焦り （％）	80％	40％	0％				
幻聴 （％）							
楽しい （％）							

お守りプランの
SOS サインに
記入

▶ モニタリングシート②

● 身体が重い感じ
▲ イライラする感じ
× 音への敏感さ

それぞれのSOSサインをパーセント（％）で表します。
夕食後など記入する時間を決めて習慣にすると良いですよ。

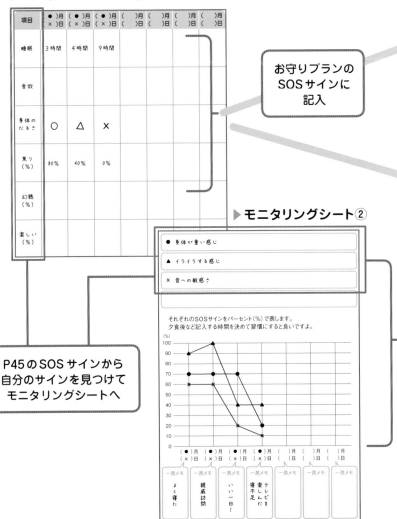

	●月 ×日	●月 ×日	●月 ×日	●月 ×日	月 日	月 日	月 日
一言メモ	よく寝た	親戚訪問	いい一日！	テレビを楽しんだ 寝不足			

P45のSOS サインから
自分のサインを見つけて
モニタリングシートへ

▶お守りプラン〈赤信号〉⚫︎⚫︎

こんな時は危ないかも…

SOSサイン
セルフモニタリングシート①・②(P47・49)
のモニタリング項目を記入しましょう

・焦り　80%
・食欲×が3日以上続く
・窓にちかづけない
・自分の悪口を近所中から言われている感じ

周りの人がわかるサイン
家族やあなたが信頼できる人に聞いて記入しましょう

・視線を合わせない
・食事量が少なく、食べるのに時間がかかる
・促しても入浴しない
・部屋から出てこない

こんな時はどうしよう…

自分ができること
P50で○を付けた項目を記入しましょう

・デイケアのスタッフに相談する
・主治医に相談する(電話)
・とんぷく薬を飲んでみる
・音楽を流す
・受診する

周りの人にしてほしいこと

・そばにいてほしい　・受診するか聞いてほしい
・受診の時は付き添ってほしい

できればしてほしくないこと

・指示してほしくない
・細かく色々言わないでほしい

P50の自分が
できることを
記入

▶お守りプラン〈黄色信号〉⚫︎⚫︎

こんな時は危ないかも…

SOSサイン
セルフモニタリングシート①・②(P47・49)
のモニタリング項目を記入しましょう

・焦り30%
・食欲△が3日以上続く
・ガムや飴をしきりに食べている
・人の視線が気になる

周りの人がわかるサイン
家族やあなたが信頼できる人に聞いて記入しましょう

・笑顔がない
・返答が遅れる

こんな時はどうしよう…

自分ができること
P50で○を付けた項目を記入しましょう

・音楽を聴く
・家族に相談する
・散歩をして気分転換
・料理など自分の好きなことをする

周りの人にしてほしいこと

・そっと見守っていてほしい
・相談した時に話を聞いてほしい

できればしてほしくないこと

・色々言わないでほしい
・怒らないでほしい

お守りプランの
SOSサインに
記入

お守りプラン〈黄信号〉 記入例

こんな時は危ないかも…

SOSサイン
セルフモニタリングシート①・②（P47・49）のモニタリング項目を記入しましょう

- 焦り30％
- 食欲△が3日以上続く
- ガムや飴をしきりに食べている
- 人の視線が気になる

周りの人がわかるサイン
家族やあなたが信頼できる人に聞いて記入しましょう

- 笑顔がない
- 返答が遅れる

こんな時はどうしよう…

自分ができること
P50で○を付けた項目を記入しましょう

- 音楽を聴く
- 家族に相談する
- 散歩をして気分転換
- 料理など自分の好きなことをする

周りの人にしてほしいこと

- そっと見守っていてほしい
- 相談した時に話を聞いてほしい

できればしてほしくないこと

- 色々言わないでほしい
- 怒らないでほしい

⬤⬤⬤ お守りプラン〈黄信号〉

こんな時は危ないかも…

SOSサイン

周りの人がわかるサイン

こんな時はどうしよう…

自分ができること

周りの人にしてほしいこと

できればしてほしくないこと

お守りプラン〈赤信号〉 記入例

こんな時は危ないかも…

SOSサイン
セルフモニタリングシート①・②（P47・49）
のモニタリング項目を記入しましょう

- 焦り　80%
- 食欲✕が3日以上続く
- 窓にちかづけない
- 自分の悪口を近所中
  から言われている感じ

周りの人がわかるサイン
家族やあなたが信頼できる人に聞いて
記入しましょう

- 視線を合わせない
- 食事量が少なく、食べるのに
  時間がかかる
- 促しても入浴しない
- 部屋から出てこない

こんな時はどうしよう…

自分ができること
P50で〇を付けた項目を記入しましょう

- デイケアのスタッフに相談する
- 主治医に相談する（電話）
- とんぷく薬を飲んでみる
- 音楽を流す
- 受診する

周りの人にしてほしいこと

- そばにいてほしい　・受診するか聞いてほしい
- 受診の時は付き添ってほしい

できればしてほしくないこと

- 指示してほしくない
- 細かく色々言わないでほしい

⬤⬤◯⬤ お守りプラン〈赤信号〉

こんな時は危ないかも…

SOSサイン

周りの人がわかるサイン

こんな時はどうしよう…

自分ができること

周りの人にしてほしいこと

できればしてほしくないこと

第 **3** 章

リカバリー（回復）の
サポートと自立への
アプローチ

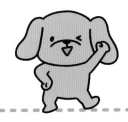

これからの生活

これからどうやって生活していったらいいんだろう？
どのサービスを使えばいいの？
手続きは？　費用は？

*

不安なこと・知りたいことがたくさんあると思います。

*

皆さんを支援するサービスや制度はたくさんあります。

> うまく活用するために、
> 一人で悩まず主治医や周りの人に
> まず相談しましょう。

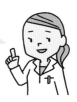

近年の動向

平成28年4月から、障害者に対する差別禁止・合理的配慮の提供義務が制度化され、平成30年4月から、法定雇用率の算定基礎の見直しによって、精神障害者保健福祉手帳を持っている方が法定雇用率の算定基礎に加わるなど、病気とうまく付き合いながら働ける環境が整ってきています。

また、最近では民間企業による就労支援サービスも増えてきています。自分の病状やライフスタイルに合った働き方を考えておくことが、就労への近道になります。

ぜひこの本を活用して、皆さんの希望を実現してください。

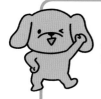

お金の支援と権利を守る

お金の支援

👛 自立支援医療（精神通院医療）

精神科受診にかかる費用が原則1割負担になります。
収入に応じて毎月の限度額が設定されます。
薬局、訪問看護、デイケアも対象です。

👛 障害年金

病気やけがによって日常生活や仕事をすることが困難になる
など、一定の障害が認められた場合に支給されます。
申請は初診日から1年6カ月を経過した日
（初診日が未成年の場合は20歳の誕生日）以降です。

👛 精神障害者保健福祉手帳

自立と社会参加が進んでいくことを目的に交付されます。
手帳を持つことで仕事の幅が広がったり、税金面の優遇、
公共交通機関や携帯電話料金の割引等を受けられます。
障害者雇用の対象になります。
申請は初診日から6カ月を経過している必要があります。

権利を守る

💛 地域福祉権利擁護事業

福祉サービスの利用や金銭・書類の管理について、
一人では不安がある場合に支援してくれます。

💛 成年後見制度

障害により判断能力が不十分な場合、
財産の管理や様々な契約について不利益のないように
援助してくれる人を家庭裁判所が選任します。

住まいと生活の支援

住まい

🏠 グループホーム（共同生活援助）

一人で生活していくことが難しい人が、世話人の支援を受けながら仲間とともに生活します。
自立したその人らしい生活を目指して、練習や準備ができます。

🏠 宿泊型自立訓練

障害のために日常生活が一人でできない人や住まいのない人が、生活支援を受けながら自立した暮らしができるように訓練を行います。

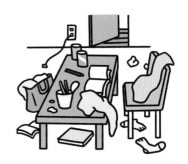

生活の支援

🌱 相談支援事業

相談に応じて、障害福祉サービスの利用を支援してくれたり、必要な情報を提供してくれます。
都道府県や市区町村から委託を受けた事業所が対応しています。

🌱 地域活動支援センター

創作活動や生産活動を通して社会との交流等を行います。
相談支援事業を行っているセンターもあります。

🌱 自立訓練（生活訓練）

自立した社会生活をめざし、生活能力向上のために必要な訓練を行います。

🌱 デイケア

生活のリズムを作り、対人関係を改善したり病気の再発を防いだりするためのリハビリテーションを行います。
就職や復職のための支援などを行ってくれる機関もあります。

🌱 訪問看護

主治医の指示で看護師さんが家に訪問し、健康や生活について相談にのり、アドバイスや支援をしてくれます。

🌱 ヘルパー

家に訪問して、掃除や洗濯などの家事をサポートしてくれます。

🌱 ショートステイ（短期入所）

一人で過ごすことが不安な時や環境を変えて休養をとりたい時などに、専用居室に宿泊して、在宅生活が継続できるように支援してもらえます。

仕事を探して働く

🖥 就労継続支援（A型・B型）

体力や自信を取り戻し、生活リズムを整え、人づきあいの
コツをつかむ、など働くための準備を行います。
A型は雇用型、B型は非雇用型です。

🖥 就労移行支援

一般企業等への就労を希望する人に対して、就労に必要な
知識や能力向上のための訓練を行います。

🖥 障害者就業・生活支援センター（都道府県単位）
障害者就労支援センター（市区町村単位）

職業の安定と自立を図るため、就労支援と生活支援を
一体的に行い、地域で働くことを支援してくれます。

🖥 障害者職業センター

ハローワークと連携して就職前から就職後まで継続的に
サポートしてくれます。
職業指導、職業評価、職業準備支援、職場復帰支援、
ジョブコーチによる支援があります。

🖥 ハローワーク

職業相談、職業紹介をしてくれます。
障害者の相談窓口があり、精神障害者を専門に担当する
職業相談員も配置されています。

監修　中込和幸
　　　国立精神・神経医療研究センター病院　院長

執筆者（五十音順）
今泉博文　　　北海道文教大学教授（管理栄養士）
熊地美枝　　　日本赤十字秋田看護大学講師（精神看護専門看護師）
佐伯幸治　　　国立精神・神経医療研究センター病院（精神看護専門看護師）
柴岡三智　　　東京労災病院第二精神科部長（医師）
浪久悠　　　　（作業療法士）
根岸典子　　　国立精神・神経医療研究センター病院（精神保健福祉士）
山田美紗子　　国立精神・神経医療研究センター病院（臨床心理士）

執筆協力
市川　暁　　　（薬剤師）

編集　　　　　　　　　　株式会社創造社（宮本睦美・笠原仁子）
装丁・本文デザイン・DTP　matt's work（松好那名）
イラスト　　　　　　　　伊藤カヅヒロ

書き込み式　リカバリーパスポート
統合失調症編

2019年9月26日　第1刷発行

著者　　　柴岡三智
発行者　　山田多佳子
発行所　　社会福祉法人新樹会　創造出版
住所　　　〒182-0005　東京都調布市東つつじヶ丘2-27-1
　　　　　TEL 03-5314-7081　FAX 03-5314-7085
http://www.sozo-publishing.com
印刷・製本　日本ハイコム株式会社

ISBN978-4-88158-341-8
C3047

定価　本体1000円＋税